PNEUMOCOCCIE

A LOCALISATIONS MULTIPLES

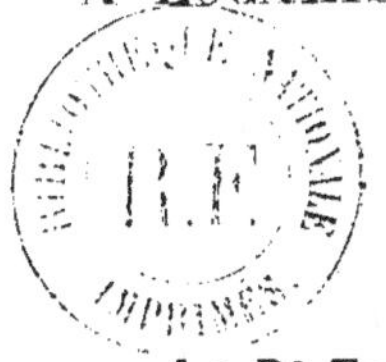

PAR

Le Dr Fernand PRE

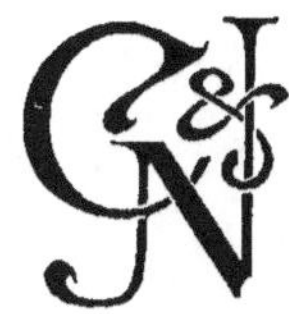

PARIS

Georges CARRÉ et C. NAUD, Éditeurs

3, rue racine, 3

1901

PNEUMOCOCCIE

A LOCALISATIONS MULTIPLES

PAR

Le Dr Fernand PRESTRELLE

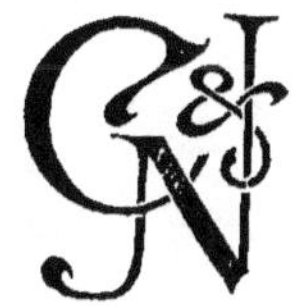

PARIS

GEORGES CARRÉ ET C. NAUD, ÉDITEURS

3, RUE RACINE, 3

1901

A MON PÈRE ET A MA MÈRE

A MES PARENTS ET A MES AMIS

A MON MAITRE

MONSIEUR LE DOCTEUR LAUNOIS

PROFESSEUR AGRÉGÉ A LA FACULTÉ DE MÉDECINE DE PARIS
MÉDECIN DES HOPITAUX

A MON PRÉSIDENT DE THÈSE

MONSIEUR LE PROFESSEUR LANDOUZY

MÉDECIN DE L'HÔPITAL LAENNEC
MEMBRE DE L'ACADÉMIE DE MÉDECINE
CHEVALIER DE LA LÉGION D'HONNEUR

INTRODUCTION

*« Ils ne seraient plus de leur temps, et ils s'exposeraient
à être vieux dès demain, les pathologues qui n'appliqueraient
pas au groupement des cadres symptomatiques, au rangement
des peintures nosographiques, à la délimitation précise des
termes, les notions exactes et lumineuses fournies par les
études d'étiologie et de pathogénie microbiennes. »*

(Pr Landouzy, in Traité de méd. et de thérap., 1895.)

Pendant le cours de nos études médicales, nous nous
sommes appliqué à étudier surtout minutieusement les
maladies que nous devions observer plus tard à la cam-
pagne.

Parmi les infections auxquelles sont le plus communément exposés les travailleurs des champs, la
pneumonie occupe un des premiers rangs dans le cadre
nosologique.

Elle a donc tout particulièrement retenu notre attention chaque fois que nous avons eu l'occasion de la rencontrer à l'hôpital. Banale sans doute dans ses manifestations cliniques, tant que l'infection demeure localisée
au poumon, la pneumococcie constitue un sujet d'étude
des plus attrayants et des plus importants, quand le
germe pathogène se cantonne en d'autres points de
l'économie et surtout quand, charrié par le sang ou par
la lymphe, il se dissémine dans l'organisme.

Depuis la révolution pastorienne, on a pu, à l'aide de données nouvelles, interpréter la pathogénie des maladies infectieuses, élucider pour la plupart d'entre elles le rôle des agents bactériens et à l'aide de ces mêmes agents, isolés par cultures, les reproduire expérimentalement.

Parmi les microbes pathogènes susceptibles de se développer dans l'organisme humain et d'y causer des ravages plus ou moins graves, il n'en est peut-être pas qui soit mieux connu aujourd'hui que le diplocoque lancéolé, capsulé, découvert par Pasteur en 1881 dans la salive d'enfants et étudié par Talamon, Fraenkel, Netter.

Des recherches bactériologiques, poursuivies à l'étranger comme en France depuis 25 ans bientôt, ont permis d'établir et ses caractères morphologiques et ses particularités biologiques ; on a pu le cultiver, l'inoculer et suivre le parallélisme qui existe dans ses propriétés pathogènes chez les animaux et chez l'homme.

La bactériologie a appris à la clinique la fausseté de l'aphorisme d'Hildebrand, si communément accepté jusqu'alors : *frigus pneumoniæ unica causa est* ; la bactériologie et l'expérimentation ont montré à la clinique que « *la pneumonie fibrineuse lobaire aiguë n'est qu'une fièvre pneumopathique, c'est-à-dire une pathie à pneumocoques localisées....., que l'infection pneumococcique d'ordinaire localisée exclusivement à un lobe pulmonaire peut parfois multiplier ses localisations dans le temps et dans l'espace et déterminer les pleurésies, arthrites, otites, méningites à pneumocoques qui surviennent le plus souvent secondairement après la défervescence de la pneumonie....., qu'elle peut*

même diffuser (*le pneumocoque envahissant le sang*) et devenir *maladie totius substantiæ, maladie infectieuse générale* » (Landouzy).

C'est sur les conseils de notre maître P.-E. Launois
que nous avons choisi, pour en faire le sujet de notre
dernière épreuve de doctorat, l'histoire d'un malade de
son service à l'hôpital Tenon, chez lequel se sont succé-
dées les différentes localisations d'une infection pneumococcique généralisée, *d'une pneumococchémie* comme
on dit aujourd'hui. Nous résumerons à la suite de notre
observation les considérations cliniques et anatomiques
qui ont été développées devant nous, soit au lit du malade, soit à la salle d'autopsie ou au laboratoire, ou qui
nous ont été inspirées par la lecture des traités classiques.

Notre modeste travail est moins la soutenance d'une
opinion personnelle que la confirmation des données aujourd'hui admises par tous; il aura néanmoins, nous
osons l'espérer, le faible mérite de montrer à nos maîtres
que nous avons profité de leurs leçons et que, grâce à
eux, nous ne nous sommes pas exposé à être, au point
de vue médical, « vieux dès demain », c'est-à-dire
quand nous les aurons quittés, non sans regrets
d'ailleurs.

Avant de nous éloigner de leur tutelle, avant d'abor-
der le moment toujours inquiétant où nous n'aurons
plus que notre savoir pour guide et notre conscience
pour juge, nous ne pouvons nous empêcher de jeter un
regard sur le passé, semblable au voyageur fatigué, qui,
arrivé au bout de sa course se retourne, pour voir le chemin
qu'il a parcouru. Et nous nous prenons à regretter non pas

seulement la source inépuisable de science qui jaillit à l'école des maîtres, mais encore leur bienveillance et leur sollicitude.

Dans ce retour sur nous-mêmes, nous faisons réapparaître le bon souvenir du Dr PEUGNEZ qui, tout au début de nos études, nous ouvrait tout grand, pour nous y donner les premiers principes, son service de chirurgie de l'école d'Amiens. A Paris, les Drs OULMONT et HUCHARD, médecins des hôpitaux, les P^{rs} GUYON, BERGER et BUDIN daignèrent nous recevoir tour à tour et nous initier aux différentes branches de la science médicale.

Avoir quelqu'un qui vous guide pas à pas parmi les heurts et les difficultés des études, connaître un homme toujours prêt à vous aider de ses conseils, de ses actes, à qui l'on peut confier ses ennuis, c'est, je crois, le plus doux rêve qu'un élève puisse faire. Que cet homme s'appelle M. LAUNOIS, dont la bienveillance est aujourd'hui proverbiale, dont le dévouement se montre inépuisable et l'égalité d'humeur parfaite, et l'on n'aura plus rien à envier. Aussi est-ce avec reconnaissance que nous avons tenu à rappeler le nom de notre maître, qui, depuis six ans, s'est intéressé à nous, soit en nous initiant aux données de l'histologie, soit en nous apprenant les difficultés de la clinique dans son service hospitalier.

C'est lui qui nous a conseillé dans le choix de notre thèse. C'est lui qui nous a guidé dans sa rédaction et certes si elle a quelque mérite, c'est à lui qu'elle le doit.

Nous tenons à remercier M. le Pr LANDOUZY du grand honneur qu'il nous fait en acceptant la présidence de notre jury.

OBSERVATION

DE

Pneumococcie à localisations multiples.
(Inédite.)

(Recueillie à l'hôpital Tenon, service du Dr P.-E. Launois.)

1° Pneumonie droite. — Le 18 novembre 1900, entrait à l'hôpital Tenon et était couché au lit n° 13 de la salle Parrot (service du Dr Launois), un charron, âgé de 46 ans, François B...

Quatre jours auparavant, le mercredi 14, dans la matinée, au cours de son travail, cet homme avait éprouvé du malaise sans aucun prodrome avant-coureur et avait eu un violent frisson. Ses jambes refusant de le porter, il avait dû rentrer chez lui et s'aliter.

Bientôt apparaissait un violent point de côté occupant à droite la partie moyenne du thorax, un peu en arrière de la ligne axillaire. Une fièvre intense, s'accompagnant d'agitation, empêche tout sommeil.

Le lendemain 15, la toux apparaît et s'accompagne bientôt d'une expectoration teintée de sang.

L'état devenant plus grave, le malade vient demander son admission à l'hôpital; il était au quatrième jour de sa maladie.

Le cinquième jour, au moment de la visite, il se présente à nous avec l'aspect suivant: son faciès est grippé, ses yeux sont excavés. La langue est sèche et recouverte en certains points par un enduit blanchâtre.

La dyspnée est intense ; les inspirations sont rapprochées, on en compte 42 à la minute.

Le pouls est fréquent (100 pulsations); il est ample et régulier; on ne constate aucune défaillance. L'expectoration, constituée par des crachats légèrement rouillés, teintés de sang et très adhérents au vase, dans lequel ils sont recueillis, attire de suite l'attention du côté de l'appareil respiratoire.

Une percussion méthodique permet de constater, au-dessous d'une zone de submatité correspondant à l'angle de l'omoplate, de la matité véritable occupant toute la moitié inférieure du poumon droit.

A ce niveau et en approchant de la ligne axillaire, on entend un souffle expiratoire, tubaire, occupant une surface peu étendue, de la largeur de la paume de la main. Au pourtour du foyer soufflant s'entendent de nombreux râles crépitants et, dans la partie supérieure du poumon, des râles à bulles plus grosses. Il n'existe ni égophonie, ni pectoriloquie aphone.

A la partie inférieure, les vibrations sont diminuées et à peine perceptibles et, tout à fait en bas, on entend quelques frottements indiquant que la plèvre participe, comme c'est d'ailleurs la règle, au processus inflammatoire.

Le foie, légèrement augmenté de volume mais ne paraissant pas abaissé, est douloureux à la percussion.

La rate n'est pas perceptible par les moyens d'investigation habituels.

Le cœur est normal ; ses bruits, malgré leur fréquence, sont nets, réguliers et bien frappés.

L'urine, de coloration rouge foncé, est peu abondante ; elle renferme des traces indosables d'albumine, par contre, elle est très riche en phosphates.

Il existe depuis quatre jours une constipation opiniâtre.

Le diagnostic de pneumococcie localisée à la moitié inférieure du poumon droit ne pouvant être mis en doute, il restait à établir le pronostic de cette infection.

Dans les antécédents héréditaires et personnels du malade, on ne trouvait rien qui pût l'assombrir ; on trouvait seulement quelques habitudes d'intempérance et un léger degré d'alcoolisme. D'autre part le malade racontait qu'il avait reçu une forte contusion sur la main droite quelques mois auparavant : ce renseignement avait, comme on le verra plus loin, une certaine importance.

Malgré l'absence de toute infection antérieure, l'état général ne pouvait cependant être considéré comme satisfaisant.

On prescrit, comme traitement, une macération de 40 centigrammes de poudre de feuilles de digitale, une potion contenant 3 grammes d'acétate d'ammoniaque, une potion de Todd, du lait, de la tisane, et matin et soir une cuillerée à café de levure de bière bien fraîche.

L'infection suit son évolution habituelle, la température oscillant de 39°.5 le matin à 40° le soir.

Le 20 novembre, le pouls est rapide, mais bien frappé ; les bruits du cœur sont un peu sourds plus particulièrement à la base, au niveau du foyer aortique, mais sont demeurés réguliers.

Le souffle s'est étendu et a progressé vers le sommet, en même temps que la matité de la base s'est élevée et occupe le tiers environ de la hauteur de la plèvre. Les crachats ont changé d'aspect ; ils sont plus abondants et présentent une coloration verdâtre, comme s'ils étaient mélangés de bile. Le foie plus douloureux encore à la percussion que la veille semble avoir encore augmenté de volume ; son bord inférieur déborde de trois travers de doigt le rebord des fausses côtes. Le ventre n'est pas ballonné ; sous l'influence de lavements émollients, les garde-robes sont devenues régulières.

Le 21 novembre, à la visite, l'état général s'est aggravé ; le malade a eu du délire toute la nuit et le matin, il n'a pas encore retrouvé sa lucidité d'esprit.

La température demeure toujours élevée, la langue est rouge et sèche, la soif très vive. Les phénomènes thoraciques ne se sont pas modifiés.

En faisant asseoir le malade pour l'ausculter, on remarque que sa main droite est inhabile : si on la lui prend, il accuse une douleur très vive provoquée par la pression. A la vue, on constate une légère augmentation de volume, une élévation de la température locale, mais il n'existe ni rougeur ni œdème.

Des bains sont prescrits et sont donnés toutes les six heures ; la température de l'eau est progressivement descendue de 35 à 30°. Sous leur influence, la température s'abaisse au point qu'on peut les supprimer au bout de deux jours.

Les jours suivants, la descente thermique se fait progressivement, en même temps que les phénomènes locaux s'amendent ; une crise urinaire et sudorale annonce la fin de la pneumonie qui a duré 10 jours.

L'examen du sang pratiqué par M. Paris, interne du service, deux jours avant la défervescence de la pneumonie a donné, au point de vue leucocytaire, les résultats suivants :

Leucocytose = 30 000.

Formule leucocytaire.
- Polynucléaires neutrophiles. . . . 80 pour 100.
- Mononucléaires.. . . . . . 18 —
- Eosinophiles. . . . . 1 —
- Myélocytes neutrophiles. . . . . 1 —

2° **Arthrite et synovite.** — La température demeure matin et soir au voisinage de 38° ; cette persistance de la fièvre est due à la localisation infectieuse qui s'est faite au niveau de la main droite. On constate un gonflement très notable avec rougeur diffuse, une élévation de la température locale à la face dorsale et un œdème énorme de la face palmaire.

Cet œdème est surtout marqué aux éminences qui forment deux reliefs saillants ; il s'étend aux doigts qui demeurent rigides et écartés les uns des autres.

L'impotence fonctionnelle est absolue, tout mouvement de flexion est impossible. Cette gêne des mouvement fait supposer que les gaines des tendons fléchisseurs sont intéressées, mais il n'est pas possible d'explorer d'une façon méthodique et complète la région malade, tant sont intenses les douleurs que provoque l'exploration.

Il est impossible aussi de rechercher s'il existe de la fluctuation. La main est immobilisée sur une planchette, recouverte de salicylate de méthyle et enveloppée d'ouate. Le segment du membre est maintenu relevé sur un coussin.

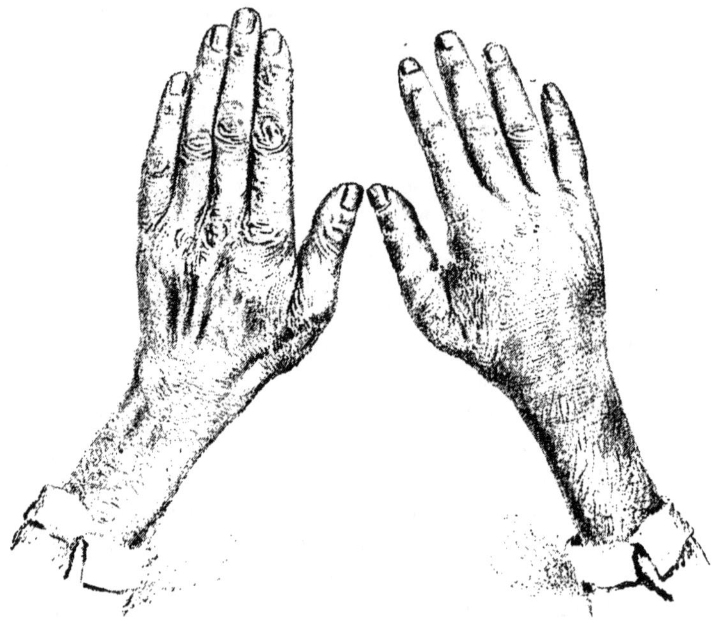

Fig. 1. — Arthrite et synovite pneumococciques de la main droite

Le 29 *novembre*, l'état général semble amélioré ; la température s'est abaissée à 37°.2, la quantité d'urine émise en vingt-quatre heures atteint 2500 centimètres cubes. La localisation articulaire, bien localisée au carpe et au métacarpe, a une tendance à diminuer. La douleur est un peu moins vive, mais l'impotence motrice est toujours aussi marquée. Le poumon droit est rempli de râles sous-crépitants de retour. Malgré cet état relativement satisfaisant, le pronostic demeure toujours réservé. Le pouls est régulier, mais mou ; la tension artérielle est peu élevée. Les bruits du cœur, surtout à la base, sont sourds et mal frappés. On craint la pullulation du pneumocoque sur l'endocarde.

Les jours suivants, il y a rétrocession des phénomènes inflammatoires observés dans les articulations de la main ; celle-ci est moins douloureuse, la rougeur et l'œdème sont moins marqués.

Le 30, malgré l'amélioration observée et du côté de la main et du côté du poumon, la situation du malade demeure grave.

3° **Endocardite pneumococcique.** — Son facies est pâle et tiré ; il est couvert de sueurs. Il semble inquiet et mal à son aise. Le pouls est petit, mou, mal frappé quoique cependant régulier.

Les bruits du cœur sont sourds surtout à la base et au niveau de l'orifice aortique, on entend au second temps un léger claquement qui fait craindre une localisation de l'infection pneumococcique sur les valvules aortiques.

Un tracé sphygmographique, pris sur la radiale après la visite, permet d'analyser les caractères du pouls et d'évaluer la diminution de la tension artérielle.

Le 1ᵉʳ *décembre*, après une nuit agitée, l'état du malade est devenu alarmant. Bien que la température soit peu élevée, 37°,6, il existe de l'inquiétude et une certaine dyspnée que n'explique pas une exploration méthodique des poumons pratiquée à l'aide d'une palpation, d'une percussion et d'une auscultation minutieuses.

L'auscultation du cœur apprend qu'au claquement valvulaire entendu la veille au niveau de l'orifice aortique s'est substitué un souffle intense occupant le second temps et s'étendant un peu obliquement vers la pointe.

Cette propagation du souffle pourrait faire supposer qu'il existe également une lésion de la mitrale, mais il n'y a pas de prolongement du bruit anormal vers l'aisselle.

L'exploration du pouls fournit les résultats les plus intéressants ; le pouls est bondissant, la pulsation artérielle se traduit par un véritable choc qui se perçoit surtout en appliquant doucement les doigts au niveau de la gouttière radiale.

Le pouls est véritablement bondissant ; il est de plus dépressible : c'est le vrai pouls de Corrigan.

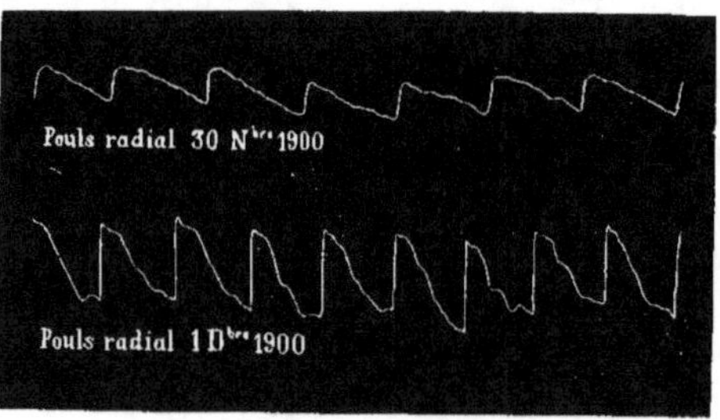

Fig. — Tracés du pouls radial

En rapprochant les signes fournis par l'auscultation du cœur et par l'exploration de la radiale, en analysant de

plus les caractères du pouls sur le tracé sphygmographique, il est facile de reconnaître qu'il est survenu d'une
façon brusque, de la veille au lendemain, une insuffisance
aortique absolument typique. Cette complication grave
est le résultat de l'endocardite pneumococcique qui
avait été soupçonnée trois jours auparavant.

La prolifération microbienne se faisant au niveau de
l'endocarde a déterminé soit une perte de substance
d'une ou plusieurs des valvules aortiques, soit la formation de végétations qui, empêchant le libre fonctionnement de ces valves, permet à une portion de l'ondée
sanguine de refluer du vaisseau dans le ventricule gauche.

L'analyse des signes fournis par l'auscultation ne
permet pas de décider quelle est parmi ces deux hypo-
thèses la plus vraisemblable.

La complication endocardique s'accompagne et d'une
élévation de la température, qui atteint le soir 39°,9 et le
matin 40°,1, et d'une aggravation de l'état général.

Les jours suivants, la situation reste la même : le
pouls conserve ses caractères, mais est un peu moins
vibrant. On constate un frémissement systolique au niveau de la carotide et le stéthoscope, appliqué sur l'artère fémorale à la racine de la cuisse, permet d'entendre
le souffle intermittent de Duroziez. Le pouls capillaire
était visible après pressions exercées sur la peau du front.

Les phénomènes inflammatoires observés du côté de
la main, qui, les jours précédents, avaient diminué d'intensité, se ravivent d'une façon brusque le 6 décembre.
L'empâtement augmente, la rougeur reparaît plus vive

ainsi que la douleur spontanée ou provoquée. Les bruits du cœur deviennent de plus en plus sourds ; seul le souffle aortique conserve son intensité.

Il y a un contraste très grand entre la tension artérielle et la faible intensité des bruits du cœur.

L'examen du sang est pratiqué à nouveau ; il donne les résultats suivants :

Leucocytose : — 30 000.

Formule leucocytaire
- Polynucléaires neutrophiles . . 90 pour 100
- Mononucléaires . . . . 10 —
- Éosinophiles . . . . 0 —

La pâleur du malade augmente ainsi que son amaigrissement ; il est haletant et agité de tremblements. Une exploration de ses viscères ne permet de constater l'existence d'aucun infarctus.

4° Méningite. — Dans la nuit du 8 au 9 décembre, le malade a été en proie au subdélire ; au réveil ses muscles sont le siège de secousses fibrillaires, il n'y a pas de modifications des réflexes tendineux, on ne constate pas de signe de Kernigk. Il existe de la dyspnée, les vomissements font défaut. On compte 160 pulsations à la minute ; le pouls malgré sa fréquence et son irrégularité est encore bondissant.

Les veines sont gorgées de sang ; les bruits du cœur deviennent de plus en plus sourds.

Le 10 décembre au matin, nous apprenons que le délire tranquille a continué pendant toute la nuit et nous constatons que le malade est dans un état comateux plus prononcé que la veille au soir ; il existe des

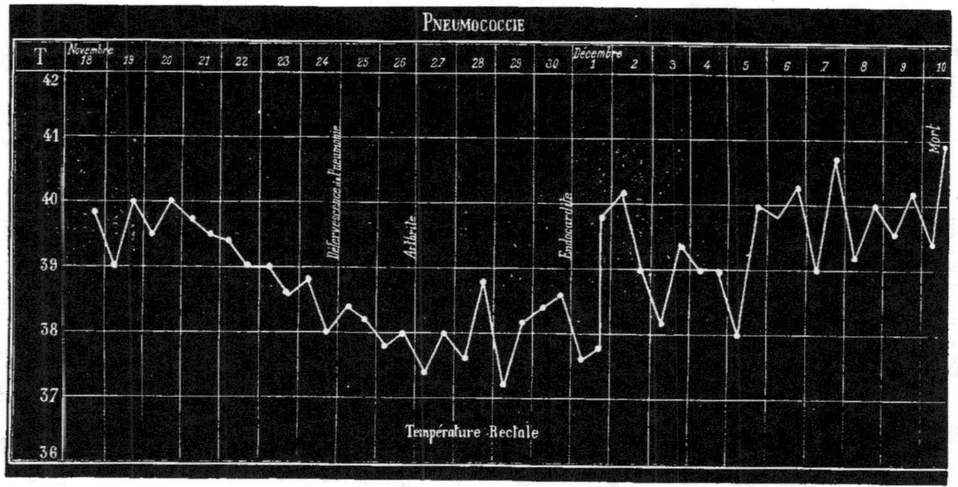

Fig. 3. — Courbe de la température.

soubresauts de tendons plus marqués au niveau des avant-bras et peut-être un peu de contracture dans les muscles des membres supérieurs.

La mort survient dans la soirée, la température s'étant élevée à 41°.

Pendant la vie des cultures ont été faites à trois reprises différentes, avec le sang soit sur gélose, soit sur sérum coagulé. Elles sont demeurées stériles, bien que le sang ait été recueilli au moment où l'endocardite pneumococcique était en pleine évolution. De même des inoculations faites à la souris avec du sang provenant de l'application de ventouses scarifiées sont demeurées inoffensives.

Cet insuccès des recherches bactériologiques est imputable seulement à la mauvaise organisation, d'ailleurs passagère, du laboratoire : les milieux de culture appropriés faisant défaut et l'étuve fonctionnant mal.

Dans ce cas, la présence des pneumocoques a été constatée dans les crachats ; on l'a retrouvée, comme nous le dirons plus loin, dans les végétations développées à la surface de l'endocarde valvulaire ; aussi, malgré l'insuffisance relative des données bactériologiques, que nous aurions désirées plus complètes, on ne peut mettre en doute qu'il s'agissait bien d'une pneumococchémie.

AUTOPSIE. — Le 12 décembre, par un temps humide et froid, l'autopsie est faite. Bien que la mort ne remonte qu'à 39 heures et qu'on soit en plein hiver, la décomposition du corps est avancée.

La raideur cadavérique est généralisée ; elle ne fait

défaut que dans le membre supérieur droit, dont le segment inférieur (poignet) est le siège d'une localisation pneumococcique.

A l'ouverture du thorax, on constate que *les plèvres ne contiennent pas de liquide*.

Il existe quelques adhérences au niveau du sommet droit ; elles unissent le poumon à la paroi thoracique. Au niveau de la base droite, il existe quelques fausses membranes molles et friables indiquant la participation de la plèvre au processus sous-jacent.

Les deux **poumons** sont le siège d'une congestion intense ; leur coloration est d'un noir violet tout à fait caractéristique. Le lobe inférieur et une partie du lobe moyen du côté droit sont le siège d'une véritable hépatisation ; la portion tout à fait inférieure est comme carnifiée. Dans ces points, le parenchyme pulmonaire est dense et résiste à la coupe.

Des portions sont détachées ; plongées dans l'eau, elles gagnent le fond du vase. Il n'existe aucun infarctus dans aucun des deux poumons.

Le **péricarde** est normal, il ne renferme aucun liquide.

On constate du côté du **cœur** les altérations suivantes. L'organe paraît un peu augmenté de volume ; sa consistance est molle ; sa coloration a une teinte feuille morte ; son poids est de 320 grammes. Les parois du ventricule gauche ne sont pas épaissies, mais sa cavité semble un peu agrandie. Les valvules auriculo-ventriculaires droites et gauches, les valvules sigmoïdes de l'artère pulmonaire ne sont pas modifiées. *Les lésions sont localisées sur les sigmoïdes aortiques* : leur face ven triculaire, surtout sur deux d'entre elles, sont recouvertes par d'énormes végétations polypiformes.

Largement implantées sur la valvule, ces productions pathologiques présentent un sommet arrondi, polylobé, rappelant la disposition d'un chou-fleur; il dépasse légèrement le rebord valvulaire. Chacune d'elles mesure les dimensions d'un gros noyau de cerise. En examinant l'orifice aortique par sa face supérieure, on voit que les valves insuffisantes laissent entre elles deux sillons assez larges limités par les végétations.

Celles-ci présentent une coloration brun clair. Elles sont molles, friables et elles se désagrègent facilement quand on veut les saisir entre les doigts. Elles semblent adhérer assez solidement sur la surface valvulaire qui les supporte. On ne trouve dans leur voisinage aucune perte de substance, aucune érosion; l'endocardite est exclusivement végétante et non ulcéreuse.

L'examen microscopique a permis d'étudier la structure de l'une de ces végétations.

Sur une coupe, on aperçoit une substance fondamentale finement granuleuse n'offrant pas trace de structure histologique et se colorant uniformément. Par places, on rencontre des granulations parmi lesquelles certaines, remarquables par leur réfringence, sont formées de graisse.

Au milieu du stroma fibrineux apparaissent, de place en place, soit isolés, soit disposés par groupes, des pneumocoques bien reconnaissables et par leur forme et par leur capsule. Il n'existe en leur voisinage aucun germe d'infection associée.

Le myocarde, un peu mou, est débité en tranches ; on ne rencontre aucun foyer de suppuration dans l'épaisseur de ses parois.

L'examen de la **cavité abdominale** a permis de constater l'intégrité de la séreuse péritonéale.

Le *foie* pèse 1^{kgr},700. Légèrement hypertrophié, il présente une consistance molle, peut-être due à la décomposition cadavérique et une coloration rouge brunâtre. Sur les différentes sections, on ne constate aucun infarctus.

Il n'en existe pas non plus dans la *rate* qui, pesant 250 grammes, est molle et diffluente.

Le poids des deux *reins* est de 225 grammes ; ils sont congestionnés en surface et en profondeur ; au-dessous de la capsule existent quelques marbrures noirâtres.

Au niveau de la convexité du **cerveau**, on trouve de chaque côté de la faux cérébrale des *fausses membranes de coloration jaune verdâtre*. Elles s'étendent depuis le lobe occipital jusqu'à la partie antérieure du lobe frontal et occupent surtout le bord supérieur des deux hémisphères. Elles s'étendent un peu en dedans, sur la portion la plus supérieure de la face interne et beaucoup plus loin sur la face externe. Elles suivent les sillons et en particulier elles descendent sur les deux rives du sillon de Rolando. Ces fausses membranes sont formées par du pus concret et épais qu'on peut détacher de la pulpe cérébrale sous-jacente qui, d'ailleurs, ne semble présenter aucune altération perceptible à l'œil nu.

L'examen de la *moelle* et de ses enveloppes n'a pas été pratiqué.

Quant aux altérations du ***poignet*** droit, elles ont pu être appréciées grâce à une incision longitudinale pratiquée sur le dos de la main.

L'œdème a presque complètement disparu et il ne s'écoule pas de liquide au niveau de la surface de section des parties molles.

L'ouverture des différentes articulations des os du carpe entre eux et avec les métacarpiens permet de reconnaître un dépoli de la synoviale, un piqueté et une coloration bleuâtre des surfaces cartilagineuses.

Pas plus dans ces articulations que dans la radio-carpienne, on ne trouve de pus.

Celui-ci n'apparaît qu'après disjonction des troisième et quatrième métacarpiens ; il forme une collection disposée, dans la profondeur de la main, longitudinalement le long des tendons du fléchisseur profond des doigts et occupe les gaines synoviales dans lesquelles glissent ces tendons.

Le pus est verdâtre, épais et très consistant. Il faut provoquer une véritable expression sur la face palmaire pour en provoquer l'écoulement et pour en apprécier la quantité.

Il ne paraît pas utile, en raison de la putréfaction avancée du cadavre, d'en recueillir pour pratiquer des examens bactériologiques et des ensemencements. Il n'a pas été possible non plus de pratiquer une dissection minutieuse de la paume de la main et de déterminer d'une façon possible l'étendue du foyer de suppuration.

Considérations cliniques, anatomo-pathologiques
et bactériologiques.

Après avoir rapporté, dans ses détails, l'observation que nous avons recueillie, nous croyons devoir insister sur chacune des localisations qu'a présentées B... au cours de sa pneumococcie et chercher, en nous basant sur les connaissances aujourd'hui classiques, à en interpréter la pathogénie.

Nous ferons remarquer tout d'abord que l'état général du malade avait attiré notre attention dès le jour de son entrée à l'hôpital : il paraissait en effet très fatigué. On avait, dès cette époque, été frappé par sa dépression et on avait émis des doutes sur la résistance de son organisme à l'infection pneumococcique qui s'était localisée primitivement dans le poumon droit.

Si la virulence des pneumocoques contenus dans ses crachats n'a pu être appréciée bactériologiquement et expérimentalement, nous pouvons dire que cliniquement elle fut démontrée assez grande. Notre ami P. C..., externe du service, contracta en effet au contact de ce pneumonique une angine grave avec frisson au début et formation de fausses membranes sur les amygdales ;

l'examen bactériologique permit de reconnaître qu'elles renfermaient des pneumocoques en abondance.

PNEUMONIE

Nous n'insisterons pas sur l'évolution de la pneumonie qui s'est caractérisée par ses signes et ses symptômes habituels. — Nous ferons remarquer seulement que sa résolution a été traînante, qu'elle était loin d'être complète au moment de la mort du malade, ainsi qu'en témoignent les constatations nécropsiques que nous avons rapportées précédemment.

ENDOCARDITE VÉGÉTANTE PNEUMOCOCCIQUE

Partis du poumon, qui a été le siège de leur pullulation initiale dans l'organisme, les pneumocoques peuvent devenir les agents de localisations secondaires à distance. Pour s'essaimer, ils empruntent ou la voie lymphatique, ou le plus souvent la voie sanguine. Charriés par le sang, ils peuvent se répandre dans tous les viscères et tous les tissus ; ils peuvent aussi s'arrêter dans certains points de l'appareil circulatoire, véritables points morts où la circulation se ralentit. On les voit, en effet, se fixer avec une certaine prédilection sur les valvules des orifices cardiaques et sur les valvules des gros vaisseaux qui partent du cœur. Ils déterminent au niveau de ces parties, tout à la fois rétrécies et saillantes, des altérations diverses qui troublent plus ou moins leur libre fonctionnement physiologique. « Rendu a exprimé d'une façon pittoresque, comme l'écrit Hanot, les lois d'hydraulique intracardiaque qu'on peut invoquer dans ces circonstances. Pour lui, le cœur se trouve plus directement frappé, parce qu'il est nécessairement en contact avec tous les microbes qui circulent dans le sang. De même que, dans une rivière où il existe un barrage qui modifie ou régularise son débit, toutes les impuretés s'accumulent et stationnent à son voisinage, dans les angles morts, de même pour le cœur, les germes se rassembleraient pour y proliférer, dans les points où le courant sanguin est moins actif. »

Les altérations siègent le plus souvent dans le cœur gauche (trois fois sur cinq d'après Netter); si elles occupent parfois les valves de la mitrale, on les rencontre avec une prédominance marquée au niveau de l'orifice aortique. On avait expliqué cette localisation par l'affinité du germe pour l'oxygène ; mais nous savons aujourd'hui que le pneumocoque est à la fois aérobie et anaérobie. Netter et Weischelbaum ont pu reproduire expérimentalement l'endocardite pneumococcique avec ses localisations aortiques. Dans des expériences plus récentes, Michaelis a reproduit chez le chien des altérations absolument analogues à celles qu'on observe chez l'homme. Dans la séance du 22 mai 1895, il a présenté à la Société de médecine berlinoise le cœur d'un chien qui avait succombé à une endocardite ulcéreuse aiguë. « Nous avions injecté pendant quatre mois à cet animal des doses croissantes d'une culture de pneumocoques.

C'est après la dernière injection que ce chien tomba malade et qu'il succomba. L'autopsie nous montra des lésions d'endocardite ulcéreuse aiguë, telles qu'on les observe chez l'homme. Les valvules aortiques étaient couvertes d'ulcérations et une des valves de la mitrale était perforée. On constata en outre les signes d'une myocardite interstitielle. Dans les dépôts recouvrant les valvules, on trouva de nombreux pneumocoques ; le sang du cœur en contenait une culture pure.

Ces pneumocoques, cultivés dans du bouillon et injectés à des animaux, les tuèrent au bout de quatorze heures ».

Michaelis, à la suite de sa communication, fait remarquer que l'endocardite aiguë et chronique, ulcéreuse et verruqueuse, n'est pas rare chez l'animal. On la rencontre, d'après lui, chez le cheval, le bœuf, le cochon, le chien et cela avec tous les symptômes qui la caractérisent chez l'homme.

L'orifice tricuspide et l'orifice pulmonaire sont parfois atteints ; Netter a même remarqué que la proportion des endocardites pneumoniques du cœur droit est trois fois plus élevé que celui des autres endocardites infectieuses envisagées dans leur ensemble, fait qu'il attribue aux troubles que la pneumonie apporte dans le domaine de la petite circulation.

De par leur disposition anatomique, de par leur fonction physiologique, les valvules aortiques sont prédisposées à la localisation de l'agent microbien au cours de l'infection pneumococcique. Très vulnérables à l'état normal, elles le seront plus encore si elles ont été le siège, même à une époque très éloignée, d'une localisation inflammatoire. Une infection antérieure (rhumatisme, scarlatine, fièvre typhoïde, etc...) peut avoir atteint l'endocarde, modifié sa structure histologique et diminué sa résistance. Il n'en était pas ainsi dans le cas que nous avons examiné, car, malgré de nombreuses investigations sur le passé pathologique de notre malade, nous n'avons pu retrouver chez lui de maladie antérieure à celle pour laquelle il était entré à l'hôpital. Netter a pu établir d'ailleurs, en se basant sur de nombreux faits, que dans l'endocardite pneumococcique une lésion antérieure de l'endocarde n'existe que dans la moitié des cas, alors que dans d'autres endocardites infectieuses elle ne manque qu'une fois sur quatre. La donnée que nous venons de rappeler n'en est pas moins importante et très exacte : signalée par les auteurs et de nombreux observateurs, elle a été démontrée expérimentalement par Rosenbach, Weischelbaum, Netter qui, avant de faire des injections microbiennes intravasculaires, avaient traumatisé les valvules cardiaques à l'aide d'un stylet introduit par les vaisseaux cervicaux.

Quant au mécanisme intime de la localisation sur l'endocarde, il a été diversement interprété. On s'est demandé, en effet, si les valvules étaient envahies de la périphérie vers la profondeur, ou si c'était en leur centre qu'on trouvait tout d'abord les amas microbiens. Kœster admet la formation d'embolies bactériennes dans les vaisseaux qui serpentent dans l'intérieur des valves, vaisseaux qui ont été anatomiquement constatés par Hyp. Martin, Langer et Darier.

Klebs et Orth ont combattu cette interprétation. Aussi peut-on admettre que, dans la majorité des cas, les microbes se déposent et se greffent à la surface même des replis valvulaires ;

Cornil et Babès ont d'ailleurs nettement précisé les différents modes qui président à la formation des amas microbiens à la surface de l'endocarde.

Au point de vue anatomo-macroscopique, l'endocardite pneumococcique se présente avec des caractères remarquables par leur fixité : elle donne lieu le plus souvent à la formation de végétations, constituant le type classique de *l'endocardite végétante.* Implantées le plus souvent sur la face inférieure d'une ou des trois valves aortiques, au niveau des facettes de contact de Firkes, les productions pathologiques forment des masses plus ou moins nombreuses, plus ou moins volumineuses et saillantes. Elles sont le plus souvent lobulées à leur partie supérieure : leur sommet présente une série de petits mamelons séparés par des fissures plus ou moins profondes et revêt l'aspect caractéristique d'une sommité de chou-fleur.

Le volume des végétations est variable ; tantôt elles sont petites et multiples, tantôt au contraire volumineuses et peu nombreuses.

Dans le fait que nous rapportons, elles étaient au nombre de deux et elles atteignaient les dimensions d'un noyau de cerise.

Leur consistance est faible : si, après les avoir détachées de leur point d'implantation, on les prend entre les doigts, on peut les écraser facilement et constater leur excessive friabilité ; la dissociation en est facile à l'aide des aiguilles.

Pour pratiquer un examen microscopique, on peut écraser un fragment entre lame et lamelle ou mieux encore pratiquer des coupes après durcissement dans les réactifs appropriés, l'alcool absolu en particulier. Le stroma de la végétation est formé par un réticulum fibrineux à mailles plus ou moins serrées, dans lequel apparaissent des corps granuleux, de fines granulations graisseuses plus ou moins réfringentes et des leucocytes plus ou moins modifiés.

Dans les régions les plus superficielles, on retrouve au milieu du réseau fibrineux des globules rouges déformés et en voie de désagrégation.

En faisant agir sur la préparation les réactifs colorants appropriés, on rend apparents les agents mêmes de l'infection, les pneumocoques.

Si, par exemple, on a eu recours au Ziehl dilué, les microbes apparaissent teintés en rouge intense. On les voit tantôt isolés et épars dans les mailles du réticulum ; tantôt, au contraire, ils se groupent en nombre variable pour former de véritables amas, où ils se disposent en forme de courtes chaînettes. Pour éviter de les confondre avec d'autres germes pathogènes, il faut, à l'aide de la technique appropriée, mettre en évidence leur capsule qui est, comme on le sait, la caractéristique morphologique des microbes de Talamon-Fraenkel.

Pour ce faire, après avoir versé sur la préparation quelques gouttes d'acide acétique au centième, on colore avec du violet de gentiane en solution hydro-alcoolique ; la capsule apparaît alors avec une teinte rose lilas. Si on a déjà coloré par le Ziehl, on peut faire apparaître la capsule en lavant la préparation et en la traitant rapidement par de l'eau additionnée d'acide acétique. Enfin, pour affirmer le diagnostic, on doit en dernier lieu recourir à la méthode de Gram, car le pneumocoque, dans cette technique, conserve la coloration et apparaît très foncé en couleur sur le fond plus pâle de la préparation.

C'est encore la méthode des colorations qui permettra de reconnaître si aux pneumocoques se trouvent associés d'autres germes d'infections secondaires. Le streptocoque a été en particulier rencontré dans quelques cas, mais le plus souvent, ainsi que la chose a été bactériologiquement constatée chez notre malade, le pneumocoque est le seul agent des altérations rencontrées à la surface de l'endocarde.

A côté de cette forme végétante, dont nous venons de résumer les caractères principaux, on peut observer une autre modalité anatomo-pathologique qui constitue la forme ulcéreuse. Sur la surface de l'endocarde, on trouve encore de petites érosions plus ou moins étendues, à bords sinueux et taillés à pic. Parfois à peine marquées et comparables à de simples dépressions, elles peuvent être plus profondes et affecter un aspect cratériforme. Elles résultent souvent de la destruction et de l'élimination des végétations endocardiques, mais peuvent aussi se produire directement. La forme ulcéreuse étant beaucoup moins fréquente que la forme végétante dans l'endocardite pneumococcique, nous ne croyons pas, ne l'ayant pas observé nous-même, devoir nous étendre plus longuement sur sa description.

La formation de végétations à la surface de l'endocarde dans la pneumococcie s'accompagne de signes fonctionnels et de symptômes qui varient avec le siège et l'étendue de leur implantation.

Parmi *les manifestations cliniques,* il faut avant tout signaler l'apparition de bruits anormaux (souffles) que l'oreille peut percevoir au niveau des orifices cardiaques. On les rencontre dans les différents foyers d'auscultation, soit à la base, soit à la pointe. Leur intensité variable les rendra plus ou moins perceptibles. Un de leurs caractères les plus importants est leur grande variabilité. « Souvent, en effet, écrit Netter, dans les endocardites pneumococciques, même lorsqu'il prédomine au niveau d'un orifice, le souffle présente des modifications d'un jour à l'autre. Il augmente, diminue, disparaît ; un souffle systolique peut être remplacé par un souffle diastolique. »

« A l'auscultation, écrit Hanot, on peut entendre les souffles les plus variables, souffle au premier temps et à la pointe, souffle au second temps et à la base, etc., etc. Le timbre tantôt doux, tantôt rugueux, peut être modifié d'un jour à l'autre. Parfois on constate l'apparition brusque d'un souffle ou au contraire la disparition d'un souffle entendu la veille. »

Dans certains cas cependant, celui de notre malade rentre dans cette catégorie, le type clinique observé est remarquable par la constance de ses manifestations morbides. Il est primitivement et demeure, pendant le décours de l'infection, en relation étroite avec la localisation des lésions de l'endocarde. Cette particularité a été bien mise en lumière par P. E. Launois et A. Paris dans la communication qu'ils ont faite à la Société médicale des hôpitaux. « La seconde particularité sur laquelle nous attirons votre attention est la constance du type clinique en rapport avec la localisation des lésions endocardiques... Dans le cas particulier que nous vous rapportons, les signes cliniques sont demeurés les mêmes depuis le début brusque de l'infection pneumococcique de l'endocarde jusqu'à la mort; ils nous ont permis de reconnaître qu'un seul orifice était lésé, parce que par leur ensemble ils réalisaient d'une façon absolument typique la maladie de Corrigan. »

L'insuffisance aortique, dans ce cas particulier, se caractérisait par un souffle intense, siégeant à la base, au lieu d'élection, occupant le second temps et se propageant un peu obliquement vers la pointe, au lieu de s'étendre directement de haut en bas. Elle était survenue brusquement en vingt-trois heures, ainsi que le prouvèrent les constatations cliniques faites chaque matin.

La lésion valvulaire peut même se produire d'une façon plus rapide encore, ainsi que l'a rapporté E. Hirtz à la Société médicale des hôpitaux. Pendant son internat à Saint-Antoine, dans le service du Pr Brouardel, il a assisté à la production d'une insuffisance aortique du matin au soir de la même journée. Le matin, chez un malade, il avait constaté l'existence d'un souffle nettement localisé au premier temps et à la pointe et une

intégrité des bruits normaux de la base. A la visite du
soir, il avait été frappé par l'apparition au grand complet du cortège symptomatique de la maladie de Corrigan, au milieu duquel le phénomène capital était l'existence d'un souffle intense au deuxième temps, bien
nettement localisé à l'orifice aortique. A l'autopsie, on
constata l'existence d'une endocardite végétante sur les
sigmoïdes aortiques, mais il manquait, à cette époque,
le contrôle bactériologique.

Les caractères fournis par l'exploration des artères
constituent un élément important dans le diagnostic de
l'endocardite pneumococcique.

Le pouls est le plus souvent mou, irrégulier; il présente des inégalités. Il en est de même de sa tension
qui, le plus souvent diminuée, présente par moments
une exagération de plus ou moins longue durée. Dans
notre cas particulier, il revêtait, et cela d'une façon continue, la modalité qui constitue le pouls de Corrigan.
Petit, irrégulier pendant les jours qui précédèrent la
formation des végétations valvulaires, il devint du jour
au lendemain, ainsi qu'en témoignent les tracés sphyg-
mographiques, bondissant et dépressible. Il était telle-
ment bondissant que la pulpe des doigts appliqués doucement sur l'artère au niveau de la gouttière radiale,
recevait un véritable choc. Il conserva ce caractère même
pendant les derniers jours qui précédèrent la mort du
malade, tombé à ce moment dans un état d'adynamie
voisin du coma.

L'examen de la radiale n'était pas, dans le domaine
artériel, le seul élément qui permit d'affirmer l'existence

de la maladie de Corrigan. On constatait en effet un frémissement systolique au niveau de la carotide et le stéthoscope, appliqué sur l'artère fémorale, à la racine de la cuisse, permettait d'entendre avec netteté le double souffle intermittent crural de Duroziez.

Enfin, pour que le tableau clinique fût complet, il existait des troubles dans la circulation des petits vaisseaux : on pouvait en effet à volonté provoquer la production du pouls capillaire, phénomène dont les recherches de Ruault nous ont permis de comprendre le mécanisme physiologique et la valeur symptomatique. Une pression, pratiquée successivement sur la peau du front, amenait la formation d'une tache dont la coloration alternativement et rythmiquement rouge et blanche, traduisait à l'œil les troubles de la circulation capillaire.

Il s'en faut que, dans l'endocardite pneumococcique, le type clinique soit toujours aussi net, mais nous avons tenu à mettre en valeur celui qu'il nous avait été donné d'observer, parce qu'il permet au clinicien non seulement de reconnaître la formation d'une lésion orificielle mais encore d'en préciser, avec une certitude presque absolue, la localisation.

A côté de l'insuffisance aortique typique fonction de rhumatisme, on est amené à admettre une insuffisance aortique, fonction d'infection pneumococcique. Semblables dans leurs modalités cliniques, elles diffèrent singulièrement l'une de l'autre quant à leur évolution. Dans la première, en effet, la survie est possible pendant de longues années, grâce à une adaptation fonctionnelle et à une véritable compensation ayant pour siège le ventricule gauche et les vaisseaux. Dans la seconde, la mort survient à une échéance plus ou moins rapprochée de la constitution de la lésion orificielle, mais elle est moins imputable à cette lésion elle-même qu'à l'infection de l'organisme qui se continue, le sang demeurant surchargé de germes pathogènes. Si cependant les lésions sont peu marquées, si l'endocarde a simplement été « léché » par les agents microbiens ou leurs toxines, la survie est possible. Si on examine le malade à une période éloignée de son infection pneumococcique et si, en particulier, on ausculte son cœur, les bruits apparaîtront plus sourds ou pourront être claqués. On percevra même parfois au foyer aortique un souffle peu intense, soit au premier, soit au second temps. L'enquête clinique permettra de reconnaître que l'endocarde a été lésé à un moment donné, l'interrogatoire du malade judicieusement conduit permettra seul, grâce aux commémoratifs, d'établir la pathogénie exacte des altérations.

INFARCTUS PNEUMOCOCCIQUES

Il semblerait logique au premier abord que l'endocardite pneumococcique, rentrant dans le cadre des variétés végétante et ulcéreuse, dût être une source féconde d'embolies et d'infarctus infectieux. Mais si l'on peut appeler rares les cas où le pneumocoque parcourt l'organisme par envahissement du sang et de la lymphe, bien moins nombreux encore sont les cas où une particule se détache des végétations pourtant si friables des valvules altérées par le pneumocoque pour être emportée dans le courant circulatoire. Nous ne pouvons citer qu'un seul exemple connu de nous d'infarctus pneumococcique ; c'est l'observation d'un malade, présentée par Netter le 24 mai 1894 à la Société médicale des Hôpitaux. Il s'agissait d'un jeune homme qui, à la suite d'un léger traumatisme de la jambe occasionné par une course en vélocipède, était atteint de pneumococcie généralisée avec endocardite : le malade qui d'ailleurs guérit avait présenté de l'hyperthermie avec grosse rate, infarctus pulmonaire et souffle cardiaque. L'examen bactériologique du sang, des produits de l'expectoration, et du pus de la petite plaie de la jambe avait permis d'affirmer l'infection par le pneumocoque.

La rareté de ces embolies est due, d'après Netter et Lion, à ce que les végétations de l'endocardite pneumococcique sont adhérentes, arrondies, à large base d'implantation.

Nous n'en avons pas observé chez notre malade et pour ce motif nous n'insisterons pas davantage sur ce point particulier.

ARTHRITES ET SYNOVITES PNEUMOCOCCIQUES

Les localisations articulaires survenant pendant l'évolution ou la convalescence de la pneumonie avaient attiré l'attention des anciens observateurs et en particulier celle de Grisolle. Considérées tout d'abord comme étant de nature rhumatismale, elles furent plus tard réunies dans le groupe des pseudo-rhumatismes infectieux par Bourcy, Max Schüller, Maragliano. A la suite de la révolution pastorienne, il fut possible à Weischelbaum, par le triple contrôle du microscope, des cultures et des inoculations, de déterminer, d'une façon péremptoire, leur origine et leur pathogénie. Les travaux de Belfanti, Monti, Guarneri, Sainter, montrèrent que l'arthrite est plus fréquente à la période de convalescence de l'affection et qu'elle atteint surtout les grosses articulations. En France, les observations se succèdent et, pour ne rappeler que les principales, nous rappellerons celles de Macaigne et Chipault, Chantemesse, Bouilloche, Picque et Veillon, Fernet et Lorrain, Widal, Ausset, Dufloch, Courmont, Bernheim, Fernet et Lacapère.

Peu à peu de l'étude des faits se dégagent des notions importantes sur le siège, l'étendue, les caractères des lésions en même temps que sur leur évolution et leur pathogénie.

Les recherches bactériologiques démontrent que le pneumocoque est l'agent le plus fréquent de la localisation articulaire, mais que cependant il n'en est pas l'agent unique.

Netter a, en effet, parfois trouvé, associés aux pneumocoques, les microbes habituels de la suppuration et en particulier le streptocoque.

L'arthrite à pneumocoques s'observe dans trois conditions distinctes : elle évolue pendant le décours ou la convalescence d'une pneumonie grave ; elle apparaît dans la pneumococchémie, c'est-à-dire quand le sang charrie en abondance les germes pathogènes ; elle peut être enfin primitive et se développer sans qu'il soit possible de retrouver la porte d'entrée de l'agent microbien dans l'organisme.

Parmi ces trois modalités, la seconde doit surtout nous occuper ; c'est elle qui correspond à ce que nous avons observé chez notre malade. Toutefois nous n'oublierons pas de mentionner la première, ayant eu l'occasion de l'observer, à l'hôpital Tenon, chez un malade du service de notre maître P. E. Launois.

PNEUMONIE DROITE. — ARTHRITE PNEUMOCOCCIQUE
DE L'INDEX GAUCHE

(Inédite.)

(Recueillie à l'hôpital Tenon, service du Dr P. E. Launois.)

B... Lucien, âgé de 45 ans, peintre en bâtiments, entre à l'hôpital Tenon le 5 janvier 1901, et est couché au n° 16 de la salle Barth.

Le *3 janvier*, dans la matinée, il a été pris de frisson pendant son travail et a ressenti un point de côté très intense dans le flanc droit, au niveau des fausses côtes.

Rentré chez lui, il est bientôt en proie à une fièvre intense et est tourmenté par une toux quinteuse qui ne s'accompagne d'aucune expectoration. Son état devenant plus grave, il entre à l'hôpital.

À son arrivée, la température est de 40°, la dyspnée très intense (40 respirations à la minute), le pouls est fréquent (112 pulsations à la minute). L'expectoration, peu abondante, adhère fortement au crachoir et présente une coloration jus d'abricot tout à fait caractéristique.

L'examen du thorax permet de constater, en arrière à droite, une matité absolue s'étendant de l'épine de l'omoplate à la base des poumons ; les vibrations sont exagérées dans toute la région.

L'auscultation permet de percevoir un souffle tubaire intense qui acquiert son maximum d'intensité au niveau de l'angle inférieur de l'omoplate. Vers la partie inférieure du poumon s'entendent des bouffées de râles crépitants.

Il existe de la bronchophonie et de la pectoriloquie aphone. Dans la fosse sus-épineuse droite, le murmure vésiculaire est simplement diminué. A gauche, il est par contre considérablement augmenté du haut en bas, le poumon suppléant à la fonction de son congénère.

Le pouls est fréquent, mais régulier. L'auscultation du cœur permet de constater que les bruits, normaux à la pointe, sont plutôt sourds à la base.

Le foie est abaissé : il dépasse de trois travers de doigt le rebord des fausses côtes ; la palpation et la percussion déterminent à son niveau une douleur très intense. L'état général paraît grave : le malade a une insomnie absolue et est en proie à une agitation continue.

Il se plaint d'une soif très vive et accuse un grand malaise.

L'urine, peu abondante, renferme des traces d'albumine.

Le diagnostic de pneumonie massive du poumon droit, qui s'imposait, est confirmé par l'examen des crachats qui fourmillent de pneumocoques. Pour établir le pronostic, on scrute avec soin le passé pathologique du malade.

Sa profession, l'exposant à l'intoxication saturnine, on en recherche les manifestations : on constate que les deux régions parotidiennes sont légèrement augmentées de volume et que les gencives présentent un léger liséré ardoisé. Jamais il n'y a eu de paralysie ni de crise de colique de plomb.

Le malade n'a jamais été constipé ; au contraire, depuis son retour du service militaire en 1879, bien qu'il n'ait pas séjourné aux colonies, il se plaint d'une diarrhée séreuse, s'accompagnant de selles liquides, fréquentes et abondantes.

Il y a six ans, il dut séjourner à Beaujon pendant 3 mois pour s'y faire soigner d'une sciatique. On constate actuellement sur le cou-de-pied gauche un placard d'eczéma psoriasiforme, qui persiste depuis sept mois. On ne trouve pas les manifestations habituelles de l'alcoolisme chronique. Ces renseignements permettent de supposer que l'organisme est assez solide pour résister à l'infection pneumococcique qui s'est localisée dans son poumon droit.

Le 6 janvier au soir, la température s'est élevée à 40°, et l'état demeure alarmant.

Le lendemain, 7, vers midi, le malade ressent subitement une douleur extrêmement vive dans l'articulation métacarpo-phalangienne de l'index gauche. Bientôt apparaissent à son niveau de la tuméfaction, de la rougeur, de la chaleur et l'impotence fonctionnelle ne tarde pas à

devenir absolue. En recherchant la cause de cette localisation articulaire, nous apprenons qu'elle n'a été le
siège d'aucun traumatisme, mais qu'elle est habituelle-
ment très fatiguée ; le malade étant gaucher la fait mou-
voir d'une façon continue pendant son travail.

Le 8 janvier, l'état local s'est modifié : le gonflement
a augmenté et, suivant la gaine du tendon fléchisseur,
s'est étendu à la face palmaire de la main. De même, le
volume du doigt tout entier a doublé, les articulations
des phalanges étant, elles aussi, le siège d'un processus
inflammatoire. Les mouvements de l'index sont devenus
tout à fait impossibles ; la pression détermine au niveau
de chaque articulation une douleur des plus intenses.

L'affection thoracique suit son évolution habituelle :
le souffle tubaire diminue d'intensité et est remplacé par
des râles sous crépitants et à grosses bulles.

Les bruits du cœur continuent à être plus sourds à la
base : le malade s'étant plaint dans la soirée du 8 d'un
peu d'angoisse et d'oppression, on applique trois ventouses scarifiées au niveau de la région précordiale.

Dans la nuit du 9 au 10 janvier 7° jour de la maladie,
la défervescence se produit ; la température descend
brusquement de 39° à 37°,5 et demeure le 11 au matin à
37°. La résolution de la pneumonie se fait sans incidents
dignes d'être rapportés.

Pendant les premiers jours qui marquent la convalescence, les phénomènes articulaires ne présentent que
peu de modifications : les petites jointures sont toujours
volumineuses et douloureuses. Au bout de dix jours
seulement, on note la disparition progressive des trou-

bles articulaires au niveau des petites jointures de l'index. L'articulation métacarpo-phalangienne conserve par contre son augmentation de volume et son impotence fonctionnelle ; elle restera dans le même état au bout de trois semaines quand le malade est envoyé en convalescence à Vincennes.

Dans ce cas l'examen bactériologique du sang n'a pas été fait et on n'a pas pratiqué d'inoculations à la souris. En raison des manifestations cardiaques que nous avons signalées et des localisations pneumococciques dans plusieurs des petites articulations de la main, on s'était demandé, à un moment donné, ce qu'il adviendrait de la pénétration des pneumocoques dans le torrent circulatoire, de cette pneumococchémie qui ne pouvait être mise en doute.

L'évolution normale de la pneumonie, le retour relativement rapide à la santé montrèrent que les craintes avaient été vaines et que l'infection n'avait été que légère.

Nous avons revu le malade il y a quelques jours : il conserve encore du gonflement et de la raideur articulaires ; il lui a été impossible de reprendre son travail. Les bruits de la base (aortiques) sont toujours sourds, ainsi qu'on peut le reconnaître par une auscultation minutieuse, mais on ne perçoit aucun bruit de souffle.

On est en droit de se demander si son endocarde gauche n'a pas été légèrement touché et il y aura certainement grand intérêt à l'examiner à nouveau, dans quelques mois.

Dans notre première observation comme dans celle

que nous venons de rapporter, l'infection pneumococcique s'était faite sur de petites articulations, mais il n'en
est pas toujours ainsi. Dans la majorité des cas, en effet,
l'arthrite se développe dans les grosses jointures, ainsi
que le démontrent les statistiques suivantes, la première
que nous empruntons à Netter, la seconde que nous
avons établie à l'aide de recherches bibliographiques.

STATISTIQUE DE NETTER

Sur 35 arthrites mono-articulaires, Netter a retrouvé
la localisation suivante :

    14 fois sur une épaule.
     1   —   un coude.
     2   —   un poignet.
     1   —   une articulation métacarpo-phalangienne.
    14   —   un genou.
     2   —   un cou-de-pied.
     1   —   une art. métatarso-phalangienne.

Les polyarthrites étaient :

     5 fois localisées aux membres supérieurs.
     3   —   —   inférieurs.
     9   —   occupant les membres supérieurs et inférieurs.

STATISTIQUE DES FAITS PUBLIÉS DEPUIS CELLE DE NETTER

Les mono-arthrites étaient localisées :

     3 fois sur une art. métacarpo-phalangienne
     2   —   une épaule.
     2   —   sterno-claviculaire.
     2   —   un poignet.
     1   —   un cou-de-pied.

Les polyarthrites étaient :

5 fois localisées aux membres supérieurs.
2 —   inférieurs.
3 — occupant les membres supérieurs et inférieurs.

Dans presque tous les faits que nous avons collationnés dans la littérature médicale, les articulations atteintes avaient été le siège d'altérations antérieures et présentaient une véritable prédisposition à la localisation de l'infection. Les unes avaient été touchées au cours d'un rhumatisme articulaire aigu ; les autres présentaient les déformations caractéristiques du rhumatisme chronique et même celles de la goutte. Le traumatisme pouvait être invoqué aussi dans certains cas et en particulier dans celui du malade dont nous avons rapporté l'histoire pathologique.

Tantôt nettement localisées à une ou plusieurs articulations d'un membre, les lésions peuvent s'étendre aux synoviales du voisinage ; elles peuvent même siéger primitivement dans les gaines tendineuses et ne se propager qu'ensuite aux jointures avec lesquelles elles se trouvent en rapport de contiguïté. De même, elles peuvent n'occuper que les bourses séreuses péri-articulaires (péri-arthrite).

On les a rencontrées également dans les muscles voisins des articulations : à l'autopsie d'un enfant âgé de cinq ans, mort d'infection pneumococcique, Boulloche (1891) a observé du pus riche en pneumocoques dans les articulations du membre inférieur et une myosite de tous les muscles profonds de la cuisse droite ; la sérosité musculaire renfermait des pneumocoques.

La symptomatologie est des plus variables : on peut, en effet, rencontrer toutes les modalités de l'arthrite, depuis les plus bénignes jusqu'aux plus graves. Quelquefois il ne s'agit que d'une simple arthralgie qui, s'accompagnant de douleurs extrêmement vives, va en régressant rapidement. Dans la majorité des faits, on se trouve en présence des symptômes cardinaux d'une inflammation aiguë articulaire ; le gonflement de l'article et l'œdème péri-articulaire se font remarquer par leur intensité. Un épanchement plus ou moins abondant déforme la jointure ; il peut être séreux, séro-fibrineux, mais est le plus souvent purulent. Une ponction exploratrice permet d'en reconnaître la nature et sert aussi aux examens bactériologiques. La recherche et la constatation des pneumocoques dans le liquide confirment le diagnostic, car la localisation pulmonaire antérieure ou concomitante a déjà fourni au clinicien l'appui le plus précieux et l'a guidé dans son appréciation : l'examen microscopique du liquide lui permet de savoir si l'arthrite est le résultat d'une infection pneumococcique ou si elle est la traduction d'une infection pyohémique surajoutée (Netter).

L'évolution de l'arthrite est, elle aussi, des plus variables : dans les formes légères, l'articulation retrouve rapidement tous ses mouvements ; dans les formes plus graves, il peut persister de la raideur articulaire et de l'ankylose ; dans les formes suppurées enfin, la guérison peut être obtenue chirurgicalement, mais les destructions articulaires peuvent être telles que la jointure a perdu tout fonctionnement physiologique. Dans ces formes graves d'ailleurs, la mort survient rapidement par le fait de l'infection de tout l'organisme.

On observe tous les degrés d'altérations que l'on peut rencontrer dans les arthrites aiguës, depuis le simple piqueté des cartilages jusqu'à leur décollement et à l'ostéo-arthrite destructive.

L'examen des lésions que présentait la main de notre malade nous permit de reconnaître que les surfaces articulaires des petites jointures étaient peu lésées, que le maximum des altérations siégeait dans les gaines tendineuses profondes, qui renfermaient un pus crémeux, épais, verdâtre, tout à fait caractéristique.

Dans ces dernières années, nombre d'observateurs ont cherché à interpréter la pathogénie de ces localisations articulaires du pneumocoque et à les reproduire expérimentalement. Bezançon et Griffon se sont livrés à de nombreuses et patientes recherches sur ce point particulier.

En juillet 1899, ils communiquaient à la Société de biologie les résultats suivants :

« Nous avons pu nous rapprocher des conditions de la clinique, déterminer expérimentalement des arthrites à pneumocoques en créant une infection généralisée et sans faire intervenir le traumatisme articulaire. Les résultats positifs peuvent être obtenus dans deux conditions, ou bien en inoculant au lapin un pneumocoque atténué par le vieillissement de la culture, ou bien en rendant préalablement l'organisme du lapin relativement réfractaire, en le vaccinant incomplètement par l'un des procédés connus (microbes ou toxines), puis lui injectant quelques jours après une dose brutale de pneumocoques virulents qui ne le tuent pas, mais peuvent occasionner des lésions locales et en particulier des arthrites.

« Celles-ci apparaissent en général tardivement ; elles peuvent être aiguës, subaiguës ou chroniques.

« Le sérum du lapin qui les porte a acquis la propriété d'agglutiner fortement le pneumocoque et d'être préventif pour l'infection pneumococcique expérimentale.

« Ces faits confirment cette loi de pathologie générale, que les microbes atténués dans leur virulence se localisent volontiers sur les diverses séreuses et spécialement sur les séreuses articulaires et s'accordent avec ce point d'observation clinique que les déterminations articulaires des maladies infectieuses apparaissent surtout à la période de la convalescence ».

On admet aujourd'hui avec Netter que l'arthrite ne s'observe que dans les pneumonies graves. « On ne s'explique pas, en effet, l'arrivée du pneumocoque dans l'article autrement que par son passage et son transport dans le sang. »

Pour expliquer la localisation du germe ainsi transporté sur les séreuses articulaires, on a fait intervenir des raisons d'ordre anatomique, la moindre vascularisation, la faible vitalité, la différenciation cellulaire peu élevée de ces membranes. « Le germe ne trouverait de terrain favorable qu'au niveau de ces tissus. On se rappelle les expériences si concluantes de Bezançon et Griffon reproduisant expérimentalement ces arthrites, non pas en injectant directement le virus dans l'articulation, non pas en créant une prédisposition à l'infection par un traumatisme antérieur, mais en affaiblissant la virulence du microbe qui, ayant fait effraction dans l'économie, ne pouvant créer une infection généralisée, repoussé de tous côtés, se cantonne sur les séreuses articulaires moins préparées à la défense. De même s'expliquerait la grande fréquence tant de fois signalée de ces accidents articulaires survenant à la période de convalescence de la pneumonie, l'organisme ayant subi une vaccination incomplète, présentant de ce fait une immunité relative » (Lippmann).

Dans l'infection pneumococcique grave, les lésions articulaires sont par contre d'autant plus intenses et d'autant plus rapides que l'organisme surpris est incapable de se défendre, surtout dans des régions qui renferment des tissus peu vasculaires et dès lors très peu aptes à la résistance.

L'arthrite en pareil cas est l'indice d'une déchéance prochaine et comporte un pronostic sévère, car elle est la manifestation, comme les autres localisations sur les séreuses, d'une infection profonde de l'organisme.

MÉNINGITE PNEUMOCOCCIQUE

Dans la relation de l'autopsie de notre malade, nous avons signalé l'existence, à la convexité des hémisphères, de chaque côté de la scissure interhémisphérique, de dépôts purulents, très consistants, de coloration jaune verdâtre. Ces lésions étaient en rapport avec l'existence d'une méningite pneumococcique. L'état de putréfaction très avancée du cadavre n'a pas permis, il est vrai, de faire des constatations bactériologiques et de retrouver le pneumocoque dans l'exsudat purulent qui infiltrait les méninges. Le doute ne nous a pas paru devoir être possible, malgré l'absence de constatations bactériologiques, sur la nature des lésions observées.

Depuis les recherches de Netter, confirmées par celles d'Immermann, Heller, Firket, on connaît la prédilection du pneumocoque pour les méninges. On sait en particulier, que, dans l'infection du sang par l'agent microbien, les complications méningitiques sont relativement fréquentes et que, dans la majorité des cas elles ne précèdent que de quelques jours la mort.

La méningite, localisation d'une infection sanguine pneumococcique, siège le plus souvent à la convexité des hémisphères. Elle se traduit anatomiquement par la formation de véritables couennes purulentes s'étendant, d'avant en arrière, le long du bord supérieur de l'hémisphère. Ces couennes s'étendent parfois à la face interne et le plus souvent à la face externe de l'hémisphère. On retrouve, sur cette face externe, de véritables coulées de pus qui fusent dans les sillons séparant les unes des autres les circonvolutions et qui les comblent plus ou moins complètement et dans une étendue variable. Au point de vue anatomique, il s'agit d'une véritable infiltration, dans les mailles de l'arachnoïde, de leucocytes tassés les uns à côté des autres ; au milieu d'eux les recherches bactériologiques ont permis, dans nombre de cas, de déceler la présence des pneumocoques.

La symptomatologie est des plus variables ; elle est en rapport avec le siège et l'étendue des lésions. Si celles-ci sont, comme dans le cas que nous avons observé, cantonnées à la partie toute supérieure de l'hémisphère et n'envahissent pas la zone psycho-motrice, la détermination méningée reste absolument latente ; elle est alors plutôt une trouvaille d'autopsie.

On pouvait en effet attribuer à l'infection de l'économie et à l'action des toxines les quelques troubles nerveux que nous avons tous observés (agitation légère, subdélire, prostration, coma) et qui se faisaient remarquer surtout par leur faible intensité. Nous n'avions constaté ni paralysies, ni contractures, ni convulsions ; seuls le subdélire et la dépression auraient pu nous guider pour affirmer du vivant du malade la participation des méninges au processus infectieux.

D'ailleurs, au dire de Netter, les difficultés sont en pareil cas toujours grandes. « Les cas où la méningite se traduit par des symptômes assez nets ne sauraient se prêter à une description assez uniforme. La prédominance des lésions à la convexité explique comment le plus ordinairement on observe les signes de la méningite de la convexité. Douleurs violentes dans la tête et dans la nuque, délire notable de parole et d'action, qui persiste quelques jours et est suivi de somnolence et d'état comateux. Mouvements convulsifs dans les membres supérieurs et inférieurs. Paralysie des sphincters » (Netter).

L'extension de l'infection aux méninges spinales vient compliquer souvent le tableau symptomatique ; elle peut cependant donner lieu à des manifestations assez caractéristiques pour permettre de faire un diagnostic suffisamment précis.

COURBE THERMIQUE

La courbe thermique relatant les températures rectales relevées le matin et le soir (voir page 19) permet de suivre les variations de la fièvre pendant l'évolution de la pneumococcie. Nous avons tout d'abord constaté l'élévation habituelle de la température pendant les premiers jours, et la persistance de cette élévation pendant toute la durée de la pneumopathie pneumococcique.

La défervescence s'est faite progressivement pour être évidente le 10ᵉ jour après le début de l'infection, retardant ainsi un peu sur l'évolution habituelle de la pneumonie. De plus, cette défervescence n'a pas été complète, le thermomètre ne descendant pas au-dessous de 38°. La persistance de la fièvre était attribuable à l'apparition et à l'évolution des lésions que nous avons signalées du côté de la main droite (arthrite et synovite).

Oscillant ensuite pendant près de quatre jours entre 38° et 37°, la température s'est brusquement élevée le 28 novembre (14ᵉ jour de la maladie) à 38°,8. C'est précisément le 28 novembre que fut soupçonnée l'évolution de l'endocardite infectieuse, devenue évidente le matin même du 1ᵉʳ décembre. A cette époque la température était relativement basse (37°,7) ; elle ne subit une nouvelle ascension (39°,9) que le soir de ce même jour, alors que les lésions de l'endocarde étaient déjà en pleine évolution. Cette constatation nous paraît avoir une certaine importance, car elle nous semble clairement démontrer que la fièvre relève plutôt de l'intoxication que de l'infection. Nombre d'auteurs considèrent en effet aujourd'hui la pyrexie observée en pareil cas comme un effet

— 54 —

plutôt de la toxine que du microbe lui-même. Lucatello a vérifié expérimentalement ce fait qui avait été émis un peu hypothétiquement.

Inoculant à des lapins des produits de cultures de pneumocoques stérilisées, il détermine chez ces animaux une élévation considérable et proportionnelle de la température.

Les résultats qu'il obtint furent les mêmes en inoculant du sérum stérilisé provenant de pneumoniques. Les malades entrant en convalescence, leur sérum injecté ne déterminait aucune élévation de température. Le fait a été vérifié depuis par nombre d'observateurs qui ont cherché à obtenir la vaccination par les produits solubles du pneumocoque.

Dans la discussion qui a suivi la communication faite par mon maître P.-E. Launois à la Société médicale des Hôpitaux, M. Triboulet a attiré l'attention de ses collègues sur certaines particularités de la courbe thermique recueillie chez notre malade. « Un détail m'a frappé dans cette observation : la forme de la courbe thermique qui rappelle celle des complications cardiaques du rhumatisme.

Qu'il s'agisse de la pneumonie ou de l'influence rhumatismale, on voit dans les deux cas une défervescence franche, ou du moins une descente vers la normale. On croit le malade guéri ; puis, reparaissent des oscillations ; une poussée fébrile nouvelle s'établit, pendant laquelle l'endocardite se constitue.

Pour la pneumonie, il s'agit d'une reviviscence du pneumocoque qui fait la complication cardiaque ; pour le rhumatisme, il s'agit, en général, d'une infection secondaire. Je ne serais nullement étonné, d'ailleurs, que certaines endocardites survenant au cours du rhumatisme fussent déterminées par le pneumocoque. »

D'ailleurs les diverses localisations viscérales du pneumocoque ont suggéré à Foa et Uffreduzzi l'idée que le rhumatisme articulaire aigu serait dû au pneumocoque. Monti partage cette opinion et Zaufal et Fava ont publié chacun une observation où des affections pneumococciques multiples avaient été précédées d'un rhumatisme articulaire. Nous ne nous étendrons pas plus longuement sur ces données intéressantes il est vrai, mais qui sortent un peu des limites que nous nous sommes tracées.

L'observation que nous avons si longuement rapportée et les considérations cliniques que nous en avons tirées, montrent une fois de plus que parler de pneumonie, et des complications qui la précèdent ou qui la suivent ce n'est autre chose que faire l'histoire du pneumocoque. Nous voyons combien est juste cette définition qu'a donnée le Dr Landouzy :

« La pneumococcie est l'ensemble des troubles organiques ou fonctionnels, localisés ou diffus, développés dans l'économie humaine par la pullulation d'un microbe spécifique, le microbe de Talamon-Fraenkel, agissant tant *in situ* par action de présence et de contact, que par toxémie, du fait de ses sécrétions, par ses toxines. »

Certes des observations avaient été publiées, qui sont aussi importantes, aussi complète, que la nôtre. Mais, pas plus que Grisolle « nous n'appartenons à la catégorie de ceux qui méprisent les faits et qui trouvent d'ailleurs que la science est encombrée ».

« Cette exubérance est imaginaire ; elle n'existera jamais pour ceux qui ne se payent pas de mots mais qui cherchent à savoir les choses ; pour ceux qui amis, mais amis éclairés de l'induction, condition essentielle de progrès, veulent cependant que dans les sciences et dans la médecine en particulier, la réalité des faits reste toujours la base immuable et solide de tous nos raisonnements. »

BIBLIOGRAPHIE

Ausset. — *Bulletin médical du Nord*, 1898. Arthrite purulente double des deux genoux.

Bezançon et Griffon. — *Société de biologie*, 1899. Arthrites pneumococciques expérimentales.

Boulloche. — Note sur un cas de polyarthrite suppurée. *Archives de méd. expér.*, 1891, p. 152.

Bourcy. — *Thèse*, Paris, 1883.

Dufloce et Lejonne. — *Société méd. des hôp.*, 19 novembre 1898. Infection pneumococcique généralisée dans la pneumonie.

Duroziez. — *Traité clinique des maladies du cœur.*

Foa et Uffreduzzi. — Ueber die infection durch Diplococcus lanceolatus. *Zeitschrift für hygiene und Infections Krankheiten*, 1893.

Fernet et Lorrain. — Note sur un cas d'infections pneumococciques à manifestations articulaires et méningées. *Gaz Hôp.*, 2 avril 1896.

Fernet et Lacapère. — *Société méd. des hôp.*, 18 mai 1900. Ostéoarthrite pneumococcique.

Fraenkel. — *Deutsche Congress für ismen Medicin* (1884). Weitere Beitrage zur Lehr von den Mikrokoken.

Grisolle. — Traité de la pneumonie.

Hanot. — De l'endocardite aiguë.

Landouzy. — Pneumococcie, t. I. Traité de médecine et de thérapeutique, 1895.

Launois et Paris. — *Société méd. des hôp.* Insuffisance aortique au cours de l'endocardite pneumococcique, 20 février 1901.

Lippmann. — Le pneumocoque et les pneumococcies.

Michaelis. — *Société de médecine berlinoise,* 22 mai 1895. Endocardites pneumococciques expérimentales.

Netter. — Endocardite végétante ulcéreuse d'origine pneumonique. *Archives de physiol.,* 1886.

— De la méningite à pneumocoques avec ou sans pneumonie. *Archives gén. de méd.,* 1887.

— Pleuro-pneumonie du cobaye. *Société anat.,* 1886.

— Fréquences relatives des affections à pneumocoques. *Société biol.,* 1890.

Netter et Mariage. — Chute dans un escalier. Fracture. Pneumonie ; ostéites à pneumocoques. *Société biol.,* juin 1890.

Netter. — Un cas d'infection pneumococcique généralisée, etc. *Société méd. hôp.,* mai 1894.

Pasteur. — *Académie de méd.,* 25 janvier 1881.

Picqué et Veillon. — Note sur un cas d'arthrite purulente consécutive à une pneumonie. *Arch. méd. expér.,* 1891, p. 68.

Talamon. — *Société anatomique Paris,* 30 novembre 1883.

Weischelbaum. — Ueber der selt localisat der pn. virus. *Wiener klin. Wochensch.* (1888).

— Arthrite scapulo-humérale à pneumocoques. *Wiener klin. Wochensch.*

Widal et Meslay. — Péricardite et arthrite purulentes à pneumocoques. *Société anatomique,* 19 juillet 1895.

CHARTRES. — IMPRIMERIE DURAND, RUE FULBERT.

www.ingramcontent.com/pod-product-compliance
Lightning Source LLC
LaVergne TN
LVHW021809170726
843503LV00007B/3120